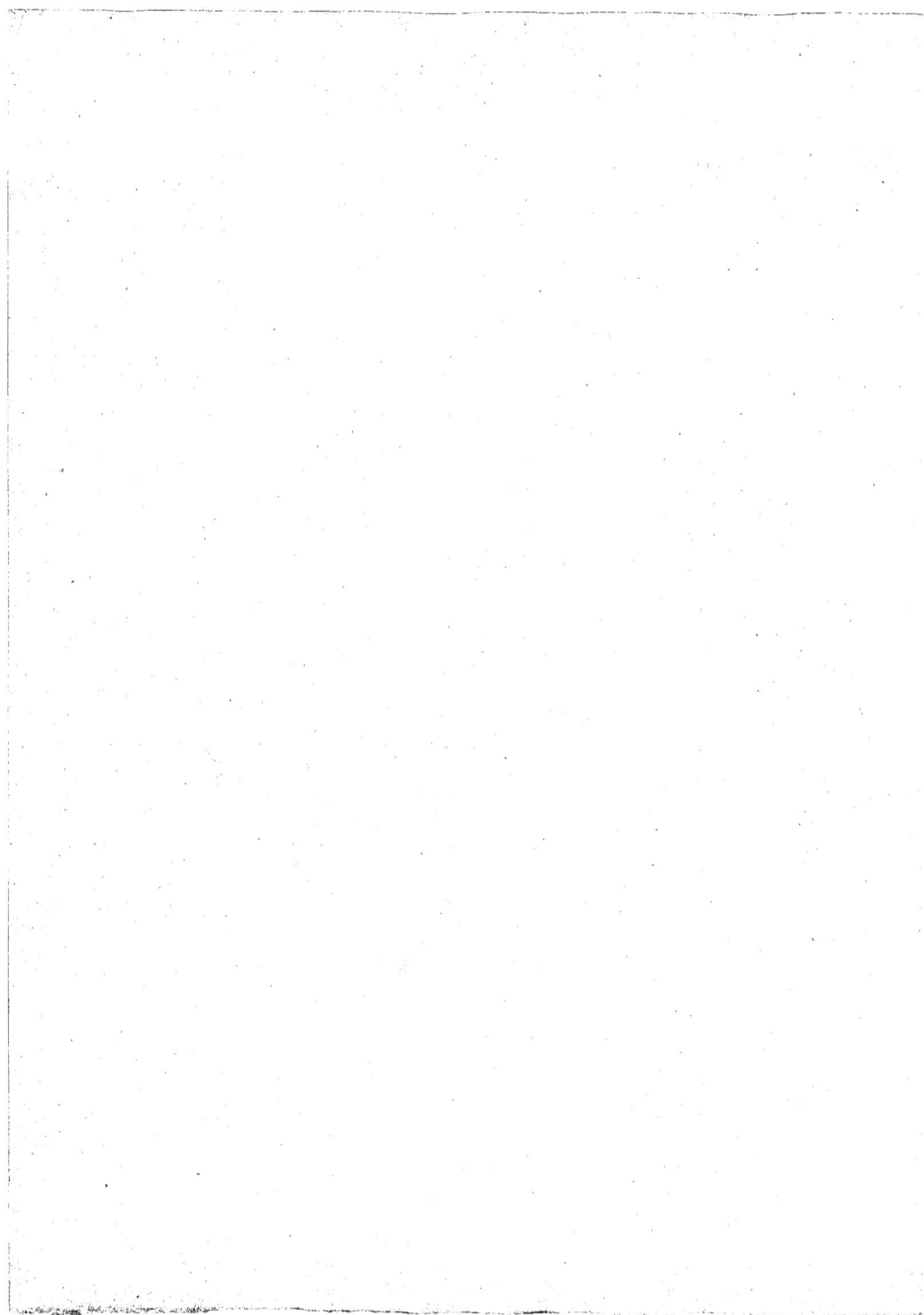

QUATRE
TABLES ANATOMIQUES
REPRESENTANT

UNE

OBSERVATION TRES RARE

D'UNE

DOUBLE MATRICE,

MIS AU JOUR

PAR ORDRE

DE LA

FACULTE DE MEDECINE
DE STRASBOURG

PAR

GEORGE HENRY EISENMANN,

DOCTEUR EN MEDECINE ET PROFESSEUR D'ANATOMIE ET DE CHIRURGIE
EN LA MEME FACULTE.

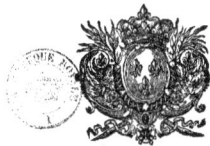

TRADUIT DU LATIN.

A STRASBOURG, MDCCLII.

Chez AMAND KÖNIG, Libraire.

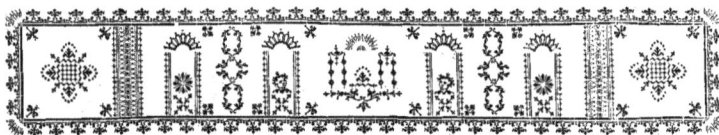

AVIS AU LECTEUR!

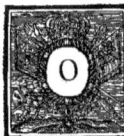

O N met icy au jour quatre Tables Anatomiques, qui repréfentent une double Matrice, qu'on recevra avec d'autant plus d'indulgence que ce jeu de Nature arrive rarement. Il n'y a rien de plus commun dans le tems où nous vivons, que de faire remarquer, que la Nature s'écartant de fes routes accoûtumées produit des Corps ou monftrueux ou pour le moins extraordinaires. Il y a déja long-tems que les Anatomiftes ont pris à tâche d'expofer à un mûr examen leurs découvertes les plus rares & les moins ordinaires, afinque le monde favant en puiffe faire ufage. Auffi l'experience nous fait elle voir que ces fortes d'Obfervations ne font pas d'un ufage médiocre; & je crois la préfente dans le cas, dont le détail fournira aux Médecins de quoi à éclaircir non feulement certaines chofes concernant la génération, mais auffi à refoudre plufieurs doutes & à répondre à maintes objeétions; pour ne point parler de l'ufage qu'on en pourra faire dans les rapports juridiques. Ce font ces motifs qui ont porté la Faculté de Medecine de cette Ville à croire qu'il ne pourroit qu'être agréable au Public, fi on les lui repréfentoit avec toute l'exaétitude que la chofe demande en Tailles-douces, après lui avoir fait préalablement une defcription fuccinéte de ces parties comme on les a trouvé dans le fujet. Quoique la premiere figure de la premiere planche n'appartienne point à la préfente Obfervation, cependant comme elle expofe une Matrice double, comme je l'ai démontré dans mes cours anatomiques, il eft arrivé de là que je lui ai donné place dans cette planche. La feconde figure de cette même planche repréfente les parties externes de la génération autant que l'oeil pouvoit les appercevoir, après avoir écarté au préalable les grandes Lévres avec les doigts. La feconde planche expofe non feulement ces mêmes Parties, mais auffi deux Vagins & deux Uterus pofés l'un à coté de l'autre & fermés. La troifiéme & la quatriéme planche font voir & les Vagins & les Uterus ouverts: La troifiéme, ces parties appartenantes au coté droit, & la cloifon des vagins renverfée à gauche; La quatriéme, celles qui font au coté gauche & la cloifon renverfée à droite. On a joint des notes en differens endroits à l'explication de ces planches & en dernier lieu les confequences qu'on peut tirer. Il ne me refte plus qu'à faire remarquer, que toutes les figures font d'après Nature & de la Grandeur des Originaux qui fe trouvent avec quantité d'autres préparations très-curieufes au Théatre Anatomique de cette Ville.

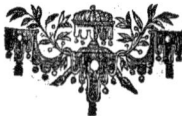

MANIERE

MANIERE

Dont cette Obſervation s'eſt faite.

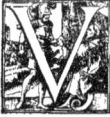

Ers la fin de Janvier de l'Année derniere 1751. on avertit Mr. Jacobi qui fait les diſſec-
tions au Théatre Anatomique de cette Ville occupé pour lors à ſes préparations,
que quelques éleves en Médecine & en Chirurgie avoient découvert dans le cadavre
d'une fille morte à l'Hôpital Bourgeois, qui avoit été transporté de là au Théatre
Anatomique, une double entrée de Vagin. Sur ce rapport Mr. Jacobi examine
avec ſoin ces parties & trouve réellement deux entrées de Vagin d'ouverture & de
diametre egal chacune deſquelles avoit un Hymen. Après avoir enlevé les viſceres du bas ventre, il
continue ſon examen & apperçoit deux Vagins d'une longueur & capacité egales, poſés l'un à coté
de l'autre, dont l'un étoit à droite & l'autre du coté gauche; leurs parois internes étoient unies &
avoient la forme ordinaire avec les rides dans la ſurface intérieure comme on a coûtume de les trouver dans les Vierges. Chacun de ces Vagins aboutiſſoit à une de ces entrées, comme auſſi à un Ore-
fice interne d'Uterus d'une ſtructure parfaite; enſorte que le Vagin du coté droit embraſſoit l'Orifice
interne ſitué de ce coté là, & le Vagin ſitué au coté gauche conduiſoit à celui qui étoit à gauche.
Chacun de ces orifices étoient continus avec le coù & le fond de l'Uterus qui ſe trouvoient ſéparés,
de même que le Vagin, par une certaine cloiſon aſſés épaiſſe qui aboutiſſoit juſqu'au milieu du coté
ſuperieur du fond de l'Uterus, enſorte que ſa cavité ſe trouvoit par là diviſée en portion droite &
portion gauche qui n'avoient aucune communication enſemble, ce qui fait qu'on pourroit regarder
cecy avec quelque raiſon comme deux Uterus ſéparés. Le bord ſuperieur externe du fond étoit en
partie diviſé au dehors en deux parties égales par une ſorte d'enfoncement ſuperficiel, qui repréſen-
toit un angle fort obtus; ce même enfoncement qui ſe prolongeoit le long du milieu de la face commune antérieure des Uterus & des Vagins les ſéparoit en deux parties parfaitement égales. Ces parties en queſtion doivent raiſonnablement être regardées comme des organes ſéparés, vû que leurs
cloiſons quoiqu'unies ne leur étoient pas communes, mais bien propres & adoſſées les unes aux autres de la façon que cela ſe remarque au mediaſtin dans la poitrine, qui eſt formé par la rencontre
de la plévre du coté droit avec celle du coté gauche, & au ſcrotum dont la cloiſon eſt formée de la
même maniere de deux poches du Dartos. Au reſte chaque Uterus n'étoit accompagné que d'une ſeule
trompe, d'un ovaire, d'un ligament large & rond, & d'un ſeul cordon de vaiſſeaux ſpermatiques.
    Cette découverte m'ayant été communiquée fit que je me portai à l'examiner moi-même avec
toute l'attention poſſible & ce dans le tems que deux éleves en Médecine étoient occupés à la préparation des vaiſſeaux ſpermatiques, j'eus la ſatisfaction de trouver le rapport exacte. C'eſt pourquoi
dans la crainte que ces parties ne ſouffriſſent quelque dommage je donnai commiſſion au Sr. Jacobi
de les ſerrer & d'en achever lui même la préparation. Cependant on prit la réſolution dans une aſ-
ſemblée de la Faculté d'expoſer au Public la façon dont cette découverte s'eſt faite avec les figures qui
y ont rapport, comme je l'ai déja inſinué dans l'avis que j'en ai donné au Lecteur.

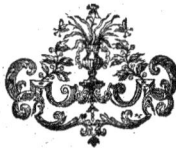

TABLE

TAB. I.

Fig. 1.

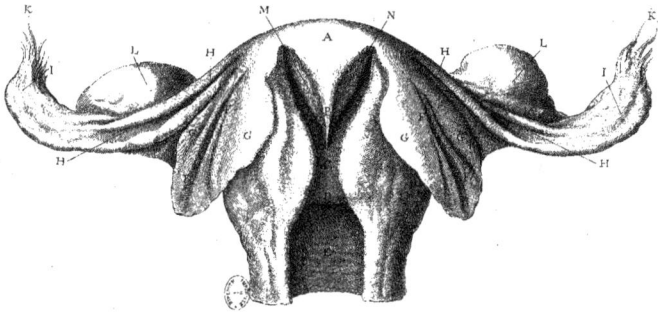

Fig. 2.

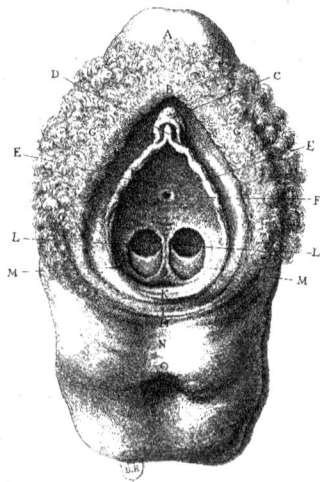

I.M.Weis Chaleogr. Nova? Argent. Delin. in Nat.   P.I.Loutherbourg Argent. Chalcogr. et Pictor. Sculp. 1759.

❦❦ (o) ❦❦

TABLE PREMIERE.

FIGURE PREMIERE.

Cette Figure repréfente *un Uterus divifé en deux Cavités* (a) comme je l'ai démontré au Théatre Anatomique en l'année 1738 (b).

A. Le Fond de l'Uterus.
B. Eminence qui forme une Cloifon.
C. Le Coû de l'Uterus.
D. Orifice de l'Uterus.
E. Portion du Vagin.
F.F. Les Ligamens Ronds.
G.G. Les Ligamens Larges.
H.H. Les Trompes de Fallope.
I. Orifice de la Trompe.
K. Les Franges de l'Orifice de la Trompe.
L. Les Ovaires (c).
M. Cavité droite de l'Uterus.
N. Cavité gauche de l'Uterus.

FIGURE SECONDE.

La feconde Figure repréfente *les Parties externes de la Génération*, autant qu'on pouvoit les appercevoir après en avoir écarté les grandes Lévres avec les doigts (d).

A. Pubis.
B. La Commiffure Superieure des Lévres.
C. La Prépuce du Clitoris.
D. Gland du Clitoris (e).
E.E. Les Nymphes (f).
F. Orifice de l'Urethre (g).
G.G. Les grandes Lévres écartées.
H. La Commiffure Inférieure des Lévres.
I. Le petit Frein des Lévres.
K. La Foffe Naviculaire.
L.L. les deux Orifices du Vagin, le droit & le gauche tous les deux de diametres égaux (h).
M.M. les deux Hymens, le droit & le gauche (i).
N. le Perinée.
O. l'Anus.

(a) Je fuis bien aife d'avertir d'entrée que j'entends par uterus *Doubles ceux qui font divifés en deux Cavités*, foit qu'ils foient divifés à l'aide d'une *Cloifon* en *deux Cavités* pofées l'une à coté de l'autre, foit qu'ils foient *Fourchus* en guife de *Cornes*; quand bien même ils n'auroient point deux orifices internes, ni deux vagins, ni enfin deux trompes de chaque coté, deux ovaires, deux ligamens larges & ronds & deux cordons de vaiffeaux fpermatiques.

(b) J'ai fait graver d'après nature une nouvelle figure de cet uterus, comme elle fe voit actuellement dans la liqueur où je la conferve.

(c) Les Ovaires & l'Uterus étoient extrêmement durs lorfque le fujet étoit récent. Tout le refte, fi vous en exceptés les caroncules dont on ne voit plus de veftige, fe trouve pour la plus grande partie; comme Mr. le Profeffeur GRAUEL de cette Univerfité, qui pour lors affiftoit à mes démonftrations, l'a fait graver dans la feconde figure jointe à la fin de la favante théfe dans laquelle il *expofe fes Conjectures fur la fuperfétation. Obfervo. V. p.* 33.

(d) On n'apperçoit qu'un Vagin aux parties externes de nôtre fujet; quoique *Jules Obfequens*, chap. 113. faffe mention *d'une femme à double Nature* ce qui fe doit entendre du *Vagin*, que les Latins & d'après eux les François appellent auffi *Nature.* Le même auteur parle au chap. 111. *d'une double Nature d'une petite fille à deux têtes. Thom. Bartholin* dit au Livre I. de fon Anatomie chap. 32. p. 287. *Obfequens rapporte qu'on a découvert une Femme à double Nature , & Licetus en a remarqué plufieurs parmi les monftres. Rolfinc* en a auffi vû une *Double, mais dont l'une étoit inutile, parcequ'elle n'étoit point tout-à-fait ouverte. Borelini rapporte Centur. 2. obfervo. 83. qu'on avoit vû une jeune fille à deux Vulves dont l'une étoit fituée fous l'autre,* voyés auffi cequ'en difent les Journaux des Curieux d'Allemagne Dec. II. A. 5. p. 153.

On voit auffi de femblables jeux de Nature *aux parties externes de la génération du Sexe Mafculin* & furtout à l'égard de la *Verge.* C'eft pourquoi que *les Satyr. Med. de Silefie, Effai VII. obf.* 4. p. 27. parlent d'un Soldat dont la verge étoit *fourchuë.* Elle étoit fimple à fa naiffance fous les os pubis, puis elle fe féparoit en deux corps diftincts : chaque corps avoit un gland qui étoit percé , & l'urine fortoit par l'ouverture du gland droit, la femence par celle du gauche. On lit encore à la p. 28. de l'ouvrage mentionné, que *Hahn* Médecin de Breslau avoit vû à Schweidnitz un Soldat à deux verges. *Schenck de Grafenberg au L IV. où il agit des parties de la génération obf. I. p.* 523. parle d'un cadavre mafculin à deux verges, qui avoit été diffequé à Boulogne. *Thomas Bartholin au L. I. c.* 24. p. 238. *de fon Anatomie renouvellée,* fait mention de la même hiftoire, où il parle en même tems d'après *Obfequens d'un enfans à deux verges*, comme auffi *d'un autre petit garçon qui rodoit en Italie qui n'avoit aucun veftige de verge, en place de la quelle la Nature lui avoit placé une efponge fous le nombril dont il fe

fervoit

feroit pour fe décharger de fon urine. *Valentini* parle dans les *Journaux des Curieux d'Allemagne Dec. III. A. III. obf.* 77. *p.* 110. d'un petit garçon à deux verges. Le gland de l'une n'étoit pas couvert de fon prépuce, bien que l'urine paſſa par toutes les deux. *Barthohm* fait encore mention *dans fon hiſtoire Anatom. des choſes qui arrivent rarement Cent. IV. Hiſt.* 22. *p.* 269. d'un enfant de deux ans qu'on faiſoit voir publiquement en Hollande, qui avoit une *double verge* dont la diviſion commençoit immédiatement à ſa ſortie de deſſous le pubis; il ſe déchargeoit de ſon urine tantôt par l'une, tantôt par l'autre, quelquefois par toutes les deux à la fois. Au contraire *Pierre Borellus Hiſt. & Obf. Méd. phyſ. cent.* 4. *obf.* 13. parle d'un Bourguinon qui avoit deux trous à la verge, par lesquels l'urine & la ſemence ſortoient diviſées en deux filets. *Veſale dans fon Anatom. L. IV. c.* 14. a laiſſé par écrit qu'on avoit vû à Padouë un jeune homme qui avoit le gland percé de deux trous, dont l'un étoit deſtiné au paſſage de la ſemence, l'autre à celui de l'urine. Outre les exemples de doubles verges que nous venons de rapporter, on en trouve encore d'autres *dans la Spermatolog. de Scheurgius p.* 129. & 130.

(e) Il eſt ſitué directement avec ſon prépuce ſous la commiſſure ſupérieure des grandes lévres, comme cela ſe voit ordinairement.

(f) Les Nymphes s'avancent dans cette figure-ci du prépuce du clitoris juſqu'au coté externe des entrées des Vagins; La Nymphe droite au côté externe de l'entrée droite, & la gauche au côté externe de l'entrée gauche.

(g) L'Urethre, qui eſt ſituée ſous le corps du clitoris & au deſſus de l'union des deux vagins, a ſon orifice entre les deux Nymphes ſous le gland du clitoris, à quelque diſtance au deſſus de la cloiſon qui ſépare les entrées des vagins & qui eſt formée par la continuation de la leur, ou pour mieux dire par l'union des bords voiſins de chaque entrée.

(h) Ils ne ſont éloignés l'un de l'autre que de l'épaiſſeur de leur cloiſon, formée comme on vient de le dire.

(i) On a beaucoup diſputé touchant la réalité de *l'Hymen*; ſi, ſuppoſé qu'il exiſtât, il ſeroit contre l'orde naturel & quel ſeroit ſon uſage? ſi toutes les vierges en ſont pourvûes & qu'elle eſt ſa figure, le lieu de ſa ſituation & ainſi du reſte? pluſieurs d'entre les anciens Anatomiſtes & les modernes ont nié ſon exiſtence; d'autres l'ont admis ou ſimplement ou bien avec quelque reſtriction. On peut voir ce que *Haller* dit ſur cette matiere en differens endroits *des additions à la Méthode d'étudier la Médecine de Herman Boerh. p.* 382. *& ſſ.* de même ce qu'en rapporte *Huber* dans ſes *Commentaires ſur les rides du vagin & ſur l'hymen.* On lit auſſi pluſieurs choſes touchant l'hymen & les caroncules myrtiformes dans *l'Anatom. de Riolan L. II. p.* 187. *& ſſ.* & dans *Veſale au Tom. I. de ſes Ouvrages L. V. Chap. XV. p.* 457. de même que dans *Barth. Anat. Renouv. L. I. c.* 31. *p.* 282. *& ſſ.* Les auteurs ſuivans ont auſſi écrit fort au long de l'hymen, ſavoir, *Regn. de Graaf dans fon Traité des parties de la génération du Sexe C. V. p.* 145. *& ſſ.* *Drake dans ſa nouvelle Anatomie T. I. L. I. C.* 21. *p.* 150. *& ſſ.* *Verheyen dans fon Anatom. L. I. Tr. II. c.* 32. *p.* 139. *& ſſ.* ce que *Winſlow* écrit dans ſon *Expoſition Anat. Traité du Bas-Ventre §.* 613. *& ſſ.* 674. de l'hymen & des caroncules myrtiformes, convient avec ce que j'en ai obſervé juſqu'à préſent dans nôtre Théatre Anatomique, & ceque je ſuis en état de faire voir dans les liqueurs où je les conſerve. Car on voit manifeſtement dans les corps des Vierges nouvellement mortes, que l'hymen eſt une vraie membrane, aſſés mince, tendue, faite par la rencontre de la membrane interne du vagin avec celle de la face intérieure des grandes lévres, qui borde l'extrémité inférieure ou externe du vagin, plus ou moins large, plus ou moins égale & circulaire, quelque fois ovale, laiſſant au vagin une ouverture étroite dans les unes, plus ample dans les autres, rendant en général ſon orifice plus étroit que le reſte de ſon canal, cette membrane ſe rompt au premier coit, comme auſſi par une abondance conſidérable de ſang menſtrual, par de vielles fleurs blanches, & ſouffre des changemens conſidérables à raiſon de divers accidens particuliers occaſionnés par quelque imprudence ou laſciveté; ce ſont les débris de cette membrane qu'on appelle *Caroncules meyrtiformes*. Je conſerve parmi mes préparations les parties naturelles d'un enfant de deux ans, où on voit un hymen rond avec une ouverture fort étroite au milieu. Il y a dans le Cabinet de nôtre Théatre Anatomique quelques hymen pris de ſujets de différens âges, l'un deſquels eſt d'une vierge qui avoit paſſé ſoixante ans, de figure circulaire, ſon hymen n'étoit pas conſiderable, laiſſant en revanche une ouverture large dans ſon milieu, j'entens par marge cet eſpace qui eſt compris entre le plus grand & le plus petit cercle de la circonférence de l'hymen: il y en a auſſi un d'une vierge de trente ans; les autres ſont de vierges agées d'environ vingt ans ou moins; ils ſont tous ronds avec une ouverture paſſable au milieu, cependant avec cette difference que dans deux de ces hymen la portion inférieure de la marge eſt un peu plus large que la ſupérieure. Il y en a encore un d'une jeune fille de dix ans de figure ſéminulaire & d'ouverture aſſés étroite. J'ai diſſéqué en 1740. les parties naturelles d'une vierge qui avoit paſſé trente ans, où je trouvai un hymen circulaire, entier, ſans fiſſure ni inégalité apparente dans ſa circonférence interne, mais dont l'ouverture étoit aſſés ample pour tranſmettre ſans léſion, quoiqu'avec quelque précaution, le doit du milieu d'une de mes mains. Je ne dirai rien des autres hymens qu'on a vû aſſés ſouvent dans nôtre Théatre Anatomique dont pluſieurs qui avoient été tirés d'adultes approchoient plûtôt de la figure circulaire que de la ſéminulaire. Les deux hymens de ce ſujet-ci étoient ſéminulaires, & même un peu plus que ſéminulaires. Pour ce qui eſt des *Caroncules meyrtiformes*, j'en puis faire voir de grandeurs & de groſſeurs différentes, tant de celles qui ont eû commerce avec des hommes ſans avoir enfanté, que de celles qui ont enfanté: on voit dans les premieres l'hymen rompu ſous la forme de lambeaux aſſés viſibles, longs ou larges, à peu prés de figure de feuilles de myrte, cependant moins épais ou dans les dernieres, chez qui la baſe eſt auſſi plus large, ces lambeaux ſont encore dans celles-cy plus éloignés les uns des autres & au nombre de trois, quatre ou cinq, ce qui n'eſt pas conſtant. J'ai obſervé en differentes occaſions tant en public qu'en particulier que ces caroncules étoient appuyées ſur des baſes plus larges dans celles qui avoient enfanté pluſieurs fois, dans ſoit plus ou moins grandes & plus éloignées les unes des autres que dans celles qui n'avoient eû qu'un commerce ſtérile. Bien plus j'ai vû quelquefois une de ces caroncules plus ou moins effacées & celles qui s'étoient ſauvées du naufrage aſſés difficiles à diſtinguer, ceque j'ai auſſi vû arriver aprés un commerce fort fréquent. Si vous êtes curieux d'en lire davantage ſur cette matiere, voïés ceq'en dit *Huber* dans le livre cité §. 33. où il parle en même teins d'autres caroncules ſituées derriere l'hymen dans les vierges intégres, qui, ſuivant la figure de la matrice humaine donnée par *Haller* à la not. g, ſont ordinairement deux & rien autre que les extremités charnuës, raboteuſes, & renflées & obtuſes des colomnes, que *Winſlow au Traité du Bas-Ventre §.* 650. regarde comme des eſpeces d'éminences ſuperficielles, longitudinales en formes de deux coutures irreguliéres, ſoit l'une à droite, l'autre à gauche. Ces caroncules ſont ſouvent continuées avec l'hymen & ne doivent point être confondues avec les véritables caroncules myrtiformes, qui ſe peuvent ſurtout bien appercevoir dans celles qui n'ont eû qu'un commerce ſtérile, dont nous avons déja parlé un peu plus haut. *Haller* à la not. g, dont j'ai fait mention l'n'y a qu'un inſtant, écrit aſſés amplement & ſçadans vaiment tant des caroncules des deux eſpeces que des deux coutures ou colomnes du vagin, des rides de quel nous dirons quelque choſe dans la ſuite.

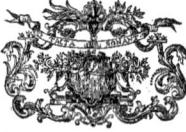

TABLE II.

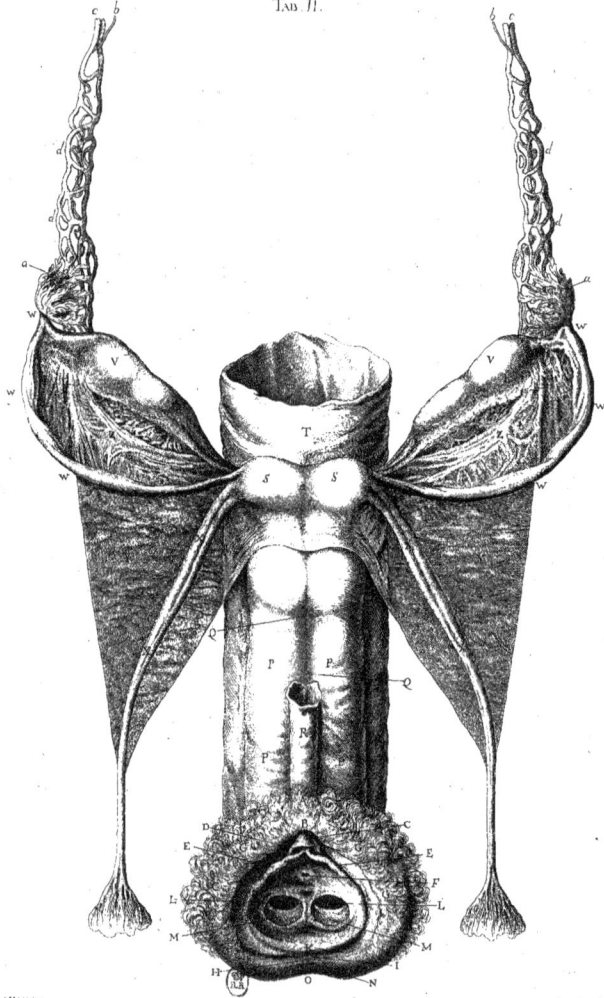

TAB. II.

Desiné par I.M.Weis.   Gravé par Loutherbourg 1752.

TABLE SECONDE.

On voit dans cette figure les parties externes, avec *deux Vagins* & *deux Uterus* posés les uns à côté des autres, mais fermés.

L'ordre des lettres depuis A jusqu'à O. inclusivement indique ici les mêmes parties qu'à la Fig. II^de de la Ire Table.

P.P. Les Vagins tant du côté droit que du côté gauche, mais fermés (k).

Q. L'Union des deux Vagins, qui forme la *cloison* (l).

R. Portion de l'urethre fermée (m).

S.S. L'Uterus divisé au moyen de la cloison en droit & en gauche, & fermé (n).

T. Une portion du Rectum.

V.V. Les Ovaires, le droit & le gauche.

W.W. Les Trompes de Fallope, la droite & la gauche.

X.X. Les Ligamens ronds de la Matrice, le droit & le gauche.

Y.Y. Les Ligamens larges, à droite & à gauche.

Z.Z. Les Ailes de Chauve-souris, la droite & la gauche.

a.a. Les franges des Trompes.

b.b. Les Artéres spermatiques, une de chaque côté.

c.c. Les deux Veines spermatiques, une de chaque côté. Leurs origines n'ont rien que d'ordinaire.

d.d. Le Corps Pampiniforme, ou piramidal de chaque côté.

e.e. L'union des deux matrices.

f. Eschancrure qui sert à distinguer extérieurement les fonds des matrices.

(k) Nous rapporterons un peu plus bas des exemples de deux Vagins vûs en d'autres sujets.

(l) Puisque la cloison, comme on l'a dit dans la description, est faite par l'union des parois voisines de chaque Vagin, il est clair qu'elle est deux fois plus épaisse que leur substance même.

(m) Pour que le tout soit plus à découvert, on a ôté entierement la Vessie de l'urine & on n'a laissé que cette portion de l'urethre, qui a ensuite été ouverte à l'aide d'une incision longitudinale.

(n) L'Uterus parut véritablement au premier coup d'œil divisé en deux, tant à raison de sa figure que de l'eschancrure de son fond & de l'enfoncement superficiel qui se prolongeoit du milieu de cet eschancrure le long de la face antérieure moyenne de tout le corps de l'Uterus & des deux Vagins. On découvrit par le procédé suivant que les Cavités tant de l'Uterus que des Vagins étoient séparées les unes des autres au moyen d'une certaine cloison épaisse, ayant introduit des stilets dans ces deux orifices des vagins encore fermés on trouvoit qu'ils ne se rencontroient nulle part, mais qu'ils restoient assés considérablement éloignés les uns des autres dans tout le trajet des vagins, qui étant ouverts laissoient appercevoir les deux orifices internes de grandeur égale, separés l'un de l'autre de l'épaisseur de leur cloison, avec des ouvertures transversales, comme cela arrive ordinairement. On conduisoit ces stilets, toujours assés éloignés l'un de l'autre & sans se toucher nulle part, de chaque côté de la cloison qui séparoit entierement les matrices depuis leurs cols jusqu'à leurs fonds où elle étoit un peu plus épaisse. L'aspect des orifices internes & la distance des stilets faisoient assez voir que la cloison étoit fort épaisse, ce qui étoit encore rendu plus manifeste par l'ouverture faite de chaque côté de la cloison & poussée jusques dans les Cavités des matrices. On voyoit alors clairement que cette cloison étoit faite, de même que nous avons dit de celle des vagins de l'union des parois voisines des deux matrices, chacune desquelles étoit presque égale à l'épaisseur ordinaire de celle d'une vierge meure, en sorte qu'elle étoit presque d'une grosseur double de celle d'une matrice ordinaire.

On rapporte plusieurs observations de *Matrices doubles*; je parlerai des plus remarquables afin qu'on puisse les comparer ensemble & voir d'autant plus facilement en quoi elles approchent du cas présent & en quoi elles en différent. Je citerai en premier lieu des exemples de matrices divisées *en deux Cavités*, ou *deux corps distincts*. Ensuite j'en produirai de celles qui sont plus ou moins fourchuës; de même que d'autres qui étant regardées comme doubles laissoient quelqu'intervalle entre elles, sur tout vers leurs fonds; à tout ceci je joindrai des observations de vagins doubles.

1. HALLER *dans le second Assemblage de Figur. Anatom. Tabl. de l'Uterus fig. II. F.* représente *la cloison* de la matrice d'une petite fille faite de trois éminences, qu'il dit avoir vû.

2. Il faut rapporter ici ce qui a été dit dans l'explication de la Fig. I. de la Tabl. I. de la matrice double que j'ai démontré, avec ce qui en est ajoûté aux Not. b. & c.

3. Riolin dans son Anatom. Liv. II. p. 197. & 198. dit ce qui suit touchant les matrices divisées en deux par *une cloison*. En *l'Année* 1599. *on dissequoit dans quelqu'école de Lombardie le Cadavre d'une femme, dont la matrice étoit divisée par une cloison mitoyenne.* Et un peu plus bas: En *l'Année* 1610. *au mois de Julio j'ai disseque en présence de plusieurs personnes, dans la ville de Steini à un mille de St. Denys, une petite Fille Harmaphrodite: on voioit une petite verge sans scrotum & sans testicules; mais si regnoit depuis l'orifice externe qui étoit double jusqu'au fond de l'uterus une cloison mitoyenne qui le séparoit en deux,* le reste des parties naturelles étoit simple, comme s'il n'y avoit eû qu'une matrice. On peut con-

clure

clure de ceci que fi Riolan entend par orifice externe celui du Vagin, que cette matrice étoit double, qu'elle avoit deux Vagins, deux Orifices externes & fans doute deux Hymens. Le même Riolan ajoûte: *Jules Obféquens dit, qu'on a trouvé autrefois à Rome une Matrice double, & Ifidore crois que cette matrice étoit féparée en deux corps, un de chaque côté.* On peut douter, fi par ces derniers mots fi l'entend une matrice fourchuë? ou bien fi cette matrice étoit divifée en deux à l'aide de quelque cloifon de figure femblable à la nôtre?

4. Les Journaux des Curieux d'Allemagne Dec. II. A. V. Obf. 67. où on agit de *l'ouverture d'une femme morte d'hydropifie de matrice*, rapportent au fujet de la cloifon mitoyenne de la matrice, p. 143. ce qui fuit: *Il y avoit dans la matrice une cloifon mitoyenne affés épouffe qui formoit deux cellules, l'une defquelles étoit plus ample que l'autre, en forte que toute l'eau ne pouvant fortir par l'ouverture de l'une il falloit encore ouvrir l'autre.* Ceci fait voir clairement, que ces deux Cavités étoient féparées entièrement par une cloifon mitoienne; & que l'une ne s'ouvroit pas dans l'autre.

5. *Littre* dans *l'Hift. de l'Acad. Royale des Scienc.* A. 1705. *Hift.* p. 47. & *Mém.* p. 382. rapporte qu'on a trouvé dans une petite fille de deux mois la moitié de la longueur du vagin & de l'uterus divifée par une cloifon en deux cavités. En forte que le vagin depuis la moitié de fa lingueur jufqu'à la matrice étoit féparé par la cloifon en portion droite & en portion gauche, chacune defquelles aboutiffoit à une matrice particuliere, pourvuë d'un orifice, d'un coû & d'un fond qui lui étoient propres. Ces deux matrices qui étoient parfaitement femblables en figure, en confiftence & en dimenfions, n'avoient l'air que d'une feule matrice, divifée en deux parties par une cloifon depuis le coû jufqu'à une certaine diftance de lui-même. Mais les fonds étoient tout-à-fait diftingués & féparés l'un de l'autre. Chaque matrice n'avoit qu'une trompe, qu'un ovaire, qu'un ligament rond & large.

Riolan dans fon Anatom. L. II. c. 35. p. 197. rapporte à l'occafion des matrices fourchuës ce qui fuit.

6. *La queftion que fait Bauhin dans l'appendice au livre de Roffet où il traite de l'opération Céfarienne eft curieufe*, dit-il: *Scavoir, fi les femmes à qui il arrive une fuperfétation, ou qui font plus d'un enfant à la fois, ont une matrice double? fon frere a vû dans une petite fille la moitié de la matrice fourchuë, femblable à celles des chiennes. Sylvius a auffi obfervé dans une petite fille la matrice à peu près cornuë, comme cela fe rencontre dans les multipares.* Il faut joindre ici ce qu'écrit *Th. Barthol. Anat. Renovv.* L. 1. c. 29. p. 277. *Il arrive très-rarement*, dit-il, *que la matrice humaine fe divife en deux, comme aux brutes, ce que le frere de Bauhin, Sylvius, Riolan, & Obféquens avant eux ont obfervé dans quelques fujets féminins. Tilingius dit qu'on a vû à Paris une matrice double.* Je doute, fi celles qui ont deux ou plufieurs enfans à la fois, font de cette condition. Ce que Bartholin dit là de Tilingius, ne s'accorde pas à ce que les Journaux des Curieux d'Allemagne en difent dans ce que nous rapporterons un peu plus bas. Nous verrons encore d'autres exemples de matrices cornuës lorfque nous agirons ci-deffous de Vagins doubles. Les obfervations ci-jointes regardent des matrices dont les fonds font à la verité plus ou moins éloignés les uns des autres, mais dont la figure n'eft pas autrement cornuë.

7. Dans les Journaux des Curieux d'Allemagne Dec. I. A. V. Obf. 110. On trouve écrit ce qui fuit d'une matrice double contre Tilingius, qui dit que les livres d'Anatomie ne font mention nulle part de matrice double. *Cependant on trouve une hiftoire d'un uterus double dans l'Hift. du Mexiq. de Jean Faber Lincens f. 547. Car il a diffequé dans l'Hôpital du St. Efprit à Rome avec Mr. Ange Colins de Sienne un enfant trouvé pris pour Hermaphrodite, qui avoit deux uteraux dans l'aine. On ne lui trouva aucuns vaiffeaux féminaux mafculins, mais bien deux uterus avec leurs ovaires, en forte cependant que chaque uterus n'avoit qu'un ovaire, & un cordon de vaiffeaux déferens & préparans. Une de ces matrices étoit entièrement cachée, dont le vagin n'aboutiffoit pas au dehors, celui du côté droit aboutiffoit au dehors & produifoit la vulve, qu'on avoit bien remarqué, mais on ne l'avoit pas crû ouverte, parce que ce conduit étoit fi étroit, qu'à peine admettoit-il la tête d'une épingle, ce qui prouve qu'on a trouvé une enfant à double matrice.*

8. On lit dans les Journ. des Curieux d'Allemagne *Dec. II. A. V. Obf. 68.* que *Hartman* a fait l'ouverture d'une femme, qui de fon vivant étoit atteinte d'hydropifie & avoit un môle dans la matrice. Il a trouvé *deux uterus*, dont l'un étoit *plus petit* que l'autre, adhérant au coû de l'uterus, dans lequel s'il s'ouvroit par un débouché affés ample, dont le fond inclinoit à gauche, on pouvoit y introduire de l'air à l'aide d'un tuyau mis dans fon orifice, mais l'eau exclue, il étoit uni au *plus grand uterus*, dans lequel cependant, ni l'air ni l'eau injectée dans le plus petit ne pénétroit point. Le fond de ce *petit uterus* étoit borgne, & il y avoit une intervalle femblable à un coû qui diftinguoit le corps *du grand uterus* & qui les uniffoit en forme d'ifthme, un coû fe trouvoit dans le plus grand, que Hartman appelloit *fauxe uterus.* Il y apparence que celui-ci n'étoit que la trompe de ce côté-là extraordinairement diftenduë, vû qu'on n'y en pû point trouver.

9. Dionis *Cours d'Anat. de l'homme*, p. 309. & *ff.* rapporte une obfervation *d'une matrice double*, où *la droite* paffe chés lui pour *vraie* & la *gauche* pour *fauffe.* Les Journaux des Curieux d'Allemagne *Dec. II. A. II.* p. 477. & *ff.* en font mention de la maniere fuivante. C'étoit la matrice d'une femme de vingt ans, devenuë groffe le fecond mois de fon mariage, qui mourut environ le fixiéme mois de fa groffeffe après avoir fouffert des douleurs très-confidérables, chés qui l'embrion fut exclus dans la cavité de l'abdomen après la rupture de la matrice gauche. Le ventre étant ouvert on trouva deux matrices. La droite qui contenoit une *môle* étoit la *véritable*, mais pouffée en arrière hors de fa fituation naturelle par le volume de la *gauche* qui la furpaffoit en groffeur. Cette matrice droite étoit munie au côté droit de fon fond, d'un cordon de vaiffeaux fpermatiques, d'une trompe, d'un ovaire, & d'un ligament large & rond; elle aboutiffoit à fon orifice interne, qui s'allongeoit dans un feul vagin. *La Matrice gauche & fauffe* étoit fituée au côté gauche, diftante de la droite & vraie de l'efpace de deux travers de doigts; elle n'avoit de même au côté gauche de fon fond qu'un cordon fpermatique, une trompe, un ovaire, un ligament large & rond; elle n'avoit aucune communication avec la vraie, que par trois ou quatre vaiffeaux fort petits & fort fins, & on ne pouvoit lui trouver aucune ouverture dans le vagin.

10. Dans les Actes de Leipfic A. 1708. au mois de Sept. p. 415. on lit d'après *Palfin dans fa Defcription Anatomique des parties de la femme qui fervent à la génération*, qu'en l'année 1703. il naquit à Gand deux gémelles féparées, dont l'une avoit l'anus, l'urèthre & le vagin fans ouvertures, dont le cadavre préfentoit une grande maffe dans le ventre qui étoit formée *par un vagin imparfait, commun à deux matrices* pofées l'une à côté de l'autre, remplis d'excremens ou de méconium, parce que le rectum y aboutiffoit.

11. *Mr. Morand* dans *l'Hiftoire de l'Acad. des Scienc.* A. 1743. p. 86. rapporte, qu'après *Mr. Cruger* Chirurgien du Roi de Dannemarc, l'obfervation d'une femme morte en couche, qui avoit une *double matrice* à chacune defquelles correfpondoit une trompe, un ligament large & rond & un orifice interne: mais le vagin étoit commun aux deux matrices.

12. On lit dans la même *Hift. de l'Acad. Royale des Scienc.* A. 1746. p. 43. que *Mr. Suë* ouvrit un enfant monftrueux, qui outre plufieurs autres chofes extraordinaires avoit un rectum, dont le diamètre ne furpaffoit pas celui d'une plume à écrire; il s'ouvroit dans *un vagin commun à deux petites matrices*; & celui-ci dans la veffie.

Il refte à produire des exemples de vagins doubles ou entièrement ou en partie. Soit que la matrice foit en même tems conformée, ou qu'elle foit double de quelque autre façon.

13. Outre le vagin à demi-double de Littre dont il a été queftion No. 5. *Mad. de la Marche a mis deux Tables avec leurs explications à la tête de fon Inftruction familiere & de une Sage-Femme pour bien pratiquer les accouchemens*, qui repréfentent une matrice double tant entière, qu'ouverte à l'aide d'une incifion, qui a été trouvée dans une femme morte à *l'Hôtel-Dieu* & ouverte pour l'inftruction des Apprentiffes Sages-Femmes. La matrice droite étoit plus grande que la gauche & féparée l'une de l'autre par une cloifon qui s'avançoit quelque peu dans le vagin. Leurs coûs étoient extrêmement courts. Le refte du vagin ne formoit qu'une feule & fimple cavité. Il y avoit deux *valvules qui occupoient la place des orifices internes*, dont chacune répondoit au fond de la matrice de fon côté.

14. Suivant les *Actes de Leipfic* de la même année & mois cités No. 10. il naquit auffi à Gand en 1703. deux gémelles unies par les aisnes, de façon que leurs têtes étoient diametralement oppofées, & leurs pieds placés de part & d'autre aux côtés. Ces deux gémelles avoient des natures féminines placées de côté entre les jambes de chacune d'elles, dont l'une étoit mieux formée que l'autre. Il n'y avoit qu'un anus pour toutes les deux. Chacune avoit une matrice double, deux orifices internes, & un vagin propre. Mais il y avoit en outre un vagin commun, dans lequel s'ouvroit chacun de ces vagins particuliers. D'ailleurs chacun de ces fujets n'avoit que deux trompes, deux ovaires, deux ligamens larges & ronds. Il eft encore bon de remarquer, qu'on a trouvé le *Vagin propre* des matrices de la gémelle qui étoit fituée au côté gauche ouvert fuivant la longueur en *deux parties* par une membrane, ce qui produifoit *deux Vagins* dont l'un étoit *fupérieur & étroit*, l'autre *inférieur & plus large.*

15. On

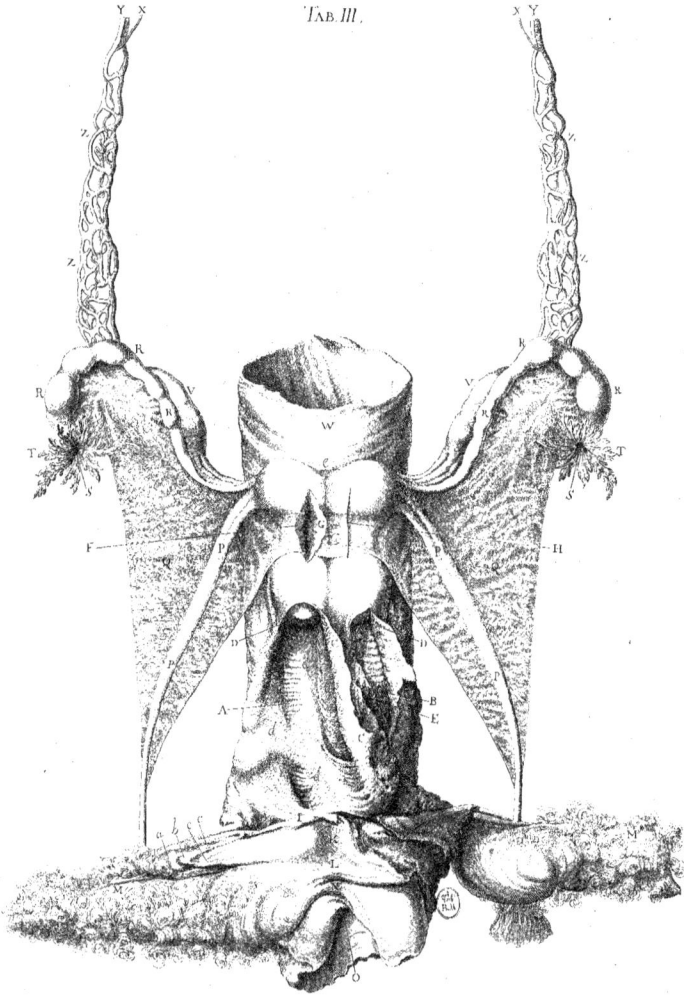

TAB. III.

Dessiné par J.M.Wirtz.

Gravé par P.J.Lachaussay, Graveur et Rouleur au Rigaut.

TABLE TROISIEME.

Cette Table repréfente les Vagins & les Matrices ouvertes , & la Cloifon des Vagins renverfée à gauche.

A. Le Vagin de la Matrice du côté droit, ouvert (o).
B. Le Vagin de la Matrice gauche en partie couvert par la Cloifon.
C. C. La Cloifon renverfée à gauche (p).
D. Les Orifices internes. Le Droit eft entiérement à découvert, le Gauche couvert en partie(q).
E. Une Portion de l'Urethre ouverte (r).
F. La Matrice du côté droit ouverte.
G. La Cloifon de la Matrice droite un peu inclinée à gauche (s).
H. Incifion qui pénétre dans la cavité de la Matrice du côté gauche.
I. L'Hymen prépofé à l'Orifice du Vagin du côté droit.
K. La Foffe Naviculaire.
L. La Commiffure inférieure des grandes Lévres.
M. Les grandes Lévres féparées à l'aide d'une incifion & inclinées de chaque côté.
N. Le Periné.
O. L'Anus.
P. P. les Ligamens ronds de la Matrice.
Q. les Ligamens larges.
R. R. les Trompes remplies d'air & inclinées vers le haut.
S. les Orifices des Trompes.
T. les Franches des Trompes.
V. les Ovaires couverts en partie par les Ailes de chauve-fouris.
W. Une Portion du Rectum.
X. les Artéres fpermatiques.
Y. les Veines fpermatiques.
Z. Z. le Corps Pampiniforme ou Pyramidal de chaque côté.
a. le Prépuce du Clitoris.
b. le Glans du Clitoris.
c. c. Une Portion des Nymphes.
d. d. d. les Rides de la Face interne du Vagin du côté droit.
e. Efchancrure qui fépare extérieurement les Fonds des Matrices.

15. On conferve encore une *Matrice Cornuë* dans le cabinet de nôtre théatre anatomique , dont *Mr. le Prof. Grauel* a donné la figure & la defcription, encore en tant que fermée, dans fa Théfe fur la fuperfétation dont j'ai fait mention ci-deffus. Il ne fera pas maintenant hors de propos d'en donner une defcription un peu plus étenduë , enfuite de l'incifion du fond de la corne gauche & du coû de même côté. Les deux corps ou cornes de cette matrice s'écartent l'un de l'autre fous un angle fort obtus, chacun defquels a fa trompe & fon ovaire. La cavité de chacune de ces cornes , là où elles fe joignent aboutit dans celle des leurs propres coûs qui font fort étroits & dont la marche eft oblique. La cavité de ceux-ci eft féparée par une cloifon mitoyenne affés épaiffe. Ces coûs font unis extérieurement & forment par là une efpéce de gros corps mitoyen entre les deux cornes & qui leur eft continue de chaque côté. L'extremité commune des coûs qui eft plus épaiffe & plus large que de coûtume, repréfente un petit bourlet épais, un peu ovale fitué plus ou moins transverfalement, dont l'orifice eft auffi tranf-verfal & féparé en deux ouvertures à l'aide d'une cloifon membraneufe mince & oblique ; l'une de ces ouvertures conduit au coû , puis au fond de la corne du côté droit , l'autre au coû & au fond de celle du côté gauche. Le Vagin , depuis cet orifice jufqu'à la longueur d'un peu plus de deux travers de doigts , eft fim-ple. Enfuite paroit fa *cloifon mitoyenne tranverfale* qui s'étend d'environ deux travers de doigts vers le dehors & fépare le Vagin dans fe trajet en partie anté-rieure & poftérieure, chacune defquels préfente des rides extrêmement faillantes. De là le Vagin jufqu'à l'extremité inférieure eft de nouveau fimple, où on peut encore faire voir une ou deux caroncules prefque effacées.
16. On lit dans *le Commerce Litteraire Med. de Nuremberg, A.* 1733. femaine 25. p. 196. que Mr. *Mayas* avoit envoyé à Mr. *Trew* les parties naturelles d'une femme pour en tirer la figure & en faire la defcription, où le vagin étoit divifé par une cloifon en deux conduits qui s'avançoient jufques vers la matrice, mais qui à quelque diftance de la communiquoient l'un avec l'autre à l'aide d'un efpace féminlunaire. Pour l'extremité du coû de la matrice elle avoit deux orifices qui aboutiffoient dans deux corps diftincts, qui formoient *deux matrices fourchués*, qui avoient la figure d'une olive & fe portoient obliquement l'une à droite & l'autre à gauche, mais l'orifice d'un de ces coûs étoit féparé de l'autre par une cloifon dans le lieu de leur convergence ou plutôt avant qu'ils fe s'écartaffent l'un de l'autre.
17. On rapporte dans le même *Commerce Litter. Medic. de Nuremb. An.* 1738. femaine 21. p.169. d'après les lettres de *Hamelius*, écrites à Mr. *Trem*, non feule-ment la defcription de la *Matrice double* dont nous avons fait mention c. d. No. 2. mais auffi celle d'une matrice cornuë femblable à celle que Mr. *Mayas* en-voyat à Nuremberg en 1733. elle ne différoit de celle-là qu'en ce que l'orifice interne étoit fimple & que cette femme étoit accouchée plufieurs fois.
18. *Thom. Brthol. Cent. III. Lettre. II.* de même que dans fon *Anat. renovat.* L. i. c. 30, p.281. fait mention d'une honnête femme de Coppenhague, à qui il ne paroiffoit extérieurement aucune diverfité d'avec les autres femmes, qui avoit une nailfance un *double Vagin* avec *un double Orifice*, l'un de ces Vagins étoit *plus étroit* & l'autre *plus large*. Elle accouchat d'une fille par celui-ci , qui étoit en état d'être mariée lorfque l'Autheur écrivoit cette lettre.
Vous trouverez encore d'autres exemples d'autres exemples de Vagins & de Matrices doubles dans les *Commentaires de Haller fur les Inftituts de Herman Boerhaave, Tom. V. Part, II. p.* 43. *& ff. & dans la Spermatol. de Schurrigius Sect. III. Chap. II.* §. 31, p. 260. *& ff.*

(o) Je ne m'étenderai pas beaucoup fur la defcription de la ftructure intérieure des deux Vagins du fujet dont il s'agit : Je m'en réfere fur tout à ce que *Haller*, dans *fon III. Affemblage de Fig. Anatom. Fig. I. & II. de la Matrice Humaine* ; comme auffi à ce que *Huber*, dans le traité indiqué ci-deffus où il agit de la *ftruŭure des Rides du Vagin & de l'Hymen*, de même que *dans la defcription rétervé de la Matrice humaine & des principales partiês qui y ont rapport, inférée au premier Affemblage des Fig. Anat. de Haller* ont repréfenté, expliqué , noté & décrit fort au long, exactement & de maniere à fatisfaire la curiofité , de la figure intérieure du Vagin , de fes rides , de fes colomnes , des deux efpéces de caroncules , des valvules , des lacunes , & autres chofes remarquables. Je dirai en paffant, que *Verheyen* a fait graver il y a long-tems affés exactement les rides du Vagin, dans la *troifiéme figure , de la quinziéme Table de fon Anatomie*. Si on compare les rides des deux Vagins de ce fujet-ci & celles qui fe trouvent dans les deux faces de la cloifon font bien arrangées & faillantes, avec ce qu'en dit *Winslow Expofit. Anat. Traité du Bas-ventre §. 649. & ff.* On voira facilement qu'il ne fera point néceffaire que j'y infifte davantage. Mais je puis préfentement rapporter par l'exemple d'une femme que j'ai fait voir dernierement & qui n'avoit jamais eû d'enfant, que non feulement le fréquent accouchement, mais auffi qu'un coït immoderé effaçoit les rides , en forte qu'outre quelqu'autre chofe de particulier encore à fes parties naturelles, la furface interne de fon vagin étoit prefque abfolument liffe. J'ai obfervé dès-je, à l'occafion de mes démonftrations d'anatomie faite le premier février de la préfente année, aux parties naturelles d'une femme qui avoit paffé cinquante ans, *une membrane affés épaiffe qui bouchoit en forme de valvule* l'extrémité du coû de la matrice d'une femme qui répondoit à fon fond , en forte qu'il étoit impoffible d'introduire un ftilet dans la cavité de ce fond là fans avoir auparavant ouvert le coû. Le corps de la matrice étoit fort petit , égal tant en confiftence qu'en grandeur à une matrice vierge. L'extrémité de chaque angle du fond de la matrice , s'ouvroit dans la trompe de fon côté par un orifice fi ample qu'on pouvoit le remarquer facilement & y introduire un ftilet beaucoup plus gros qu'une foye de porc. Les trompes fe prêtoient beaucoup à l'air qu'on y foufloit , & la frange du milieu la plus longe de la large extremité de la trompe gauche renformoit un *offelet oblong*. L'un & l'autre ovaire étoit fort petit , plat , mince & flétri. J'ai obfervé cependant dans le droit des globules de diverfes grandeurs, femblables à de petits œufs, dont quelques-uns étoient remplis d'une matiere lymphatique plus ou moins transparente, pour les autres ils étoient enducris. Dans l'ovaire *gauche* j'ai vû moins de ces *globules* durs & un feul fort grand , un peu dur & affés transparent, dont le diamêtre excedoit une ligne. On pouvoit diftinguer dans chaque ovaire de *petites Cicatrices* occafionnées par la féparation des œufs. La furface interne du fond de la matrice prefentoit des pores amples , aifés à appercevoir. Le vagin étoit prefque entierement fans rides , fi vous en exceptés un petit nombre fe font fuperficielles à l'extrémité antérieure ou inférieure, proche de l'orifice externe , qui étoit bordé lui-même de trois caroncules myrtiformes affés peu confidérables & faillantes. On rencontroit dans ce même vagin une grande quantité de petites *raches* tirant du cendré fur le jaune obfcur , de grandeurs différentes, quelques- unes étoient noirâtres. Parmi le grand nombre de fujets féminins qui ont été diffequés dans nôtre théatre anatomique, l'occafion de voir de ces fortes de tâches de couleur quelconque a été fort rare.

(p) On peut rapporter ici , ce que nous avons dit par-ci par-là au fujet de cette cloifon.

(q) Ces Orifices ont abfolument la même figure & la même fituation, que cela fe rencontre ordinairement dans les vierges. Et les extrémités qui environnent les orifices des coûs des deux matrices, ou les bords de ces mêmes orifices, préfentent des petits bourlets formés de la même maniere & unis aux vagins de la même façon qu'on le voit dans l'état naturel ; *Winslow* compare cette connexion fort à propos à celle de l'inteftin Duodenum avec le pylore, ou bien à celle des inteftins Cœcum & Colon avec l'extremité de l'Ileum, & un peu plus bas, à fçavoir au §, 612. il dit qu'elle fe fait un peu obliquement : Ce que les Accoucheurs & les Anatomiftes découvrent foit par l'attouchement, foit par l'autopfie.

(r) Il faut ajoûter à ce que nous avons dit ci-deffus à la Note g, touchant la fituation de l'uréthre deffus la cloifon ou bien l'union des deux vagins , qu'elle s'étend de part & d'autre fur les vagins, de façon que chaque vagin eft fitué deffus l'extremité du rectum & en partie fous l'uréthre.

(s) Il ne fera pas maintenant hors de propos de donner une defcription de la cavité de la matrice humaine fuivant les fentimens de différens Auteurs. Il faut avant toute chofe réfuter la ridicule opinion de plufieurs Anatomiftes, attribuée mal à propos à *Galien*, vû qu'elle n'eft tirée que de quelques livres qui font mis au rang des fuppofés du même Auteur, & dont *Carpus* dans fes *Commentaires fur Mundinus* p. 216. & ff. donne un abregé d'après *Mundinus, Nicolaus & Mathieu de Gradis*, & qui , fuivant *Louis Bonaciolus* dans fon Livre qui a pour titre: *Enneas Muliebris* ou *l'Enée féminin*, dédié à Lucrece Borgia Ducheffe de Ferrare, *L. I. Chap. I.* fe réduit à ce qui fuit. La Matrice, dit Bonaciolus, a deux finus l'un à droite & l'autre à gauche. Ils font un peu féparés l'un de l'autre & aboutiffent à un coû commun, cette féparation fe manifefte à l'aide d'une forte de furface unie qui reffemble à un fentier ; il ajoûte enfuite, mais dans chaque finus il y a trois petites lacunes qui paroiffent affés mal exeavées, diftinguées par les rugofités que les Modernes appellent des cellules, le milieu de la matrice eft auffi pourvu d'une de ces lacunes, chacune defquelles a en outre dix rugofités, c'eft pourquoi on peut compter en tous fept lacunes & 70. rugofités qui donnent matiere à autant d'enfantemens. Cette opinion fe trouve fitée, comme abfolument ridicule & contraire à l'autopfie , non feulement par *Carpus* mais auffi par *Réald Columbe* au *L. XI. de fon Anatom.* p. 444. & ff. & par *Gafp. Bauhin* au *L. I. de fon Théâtre Anat. Chap.* 38. p. 126. *Not.* l. où il regarde en même tems la livre de *Galien de la petite Anat.* pour fuppofé, ce que font auffi *Spigelius* au *L. VIII. de fon Anat.* p. 259. du *Laurent* au *L. VII. de fon Hift. Anat. du Corps Humain, Chap. XII.* p. 271, *Gafp. Bartholin.* infit. *Anat.* p. 141. & ff. *Regn. de Graef* à la p. 179. & ff. *de fes Ouvrages.* Les *Journaux des Curieux d'Allemagne, A. 5, Obfervo.* 65. *Not. IX. p.* 145. Et pour faire voir combien cette opinion avoit de partifans & qu'elle peu de connoiffance on avoit alors de la ftructure de la matrice humaine , le rapporterai ce que dit *Véfale* au *L. V. de fon Anat. Chap. XV. p.* 465. Je ne fçai, dit-il , d'où a pris naiffance cette fiction qu'on trouve dans les livres des Jurifconfultes, des Scholaftiques , & dans le mauvois livre d'Albert le Grand des fecrets qui regardent les hommes & les femmes , & chés un certain ridicule Michel Scot Flammand, Nicolaus & Mundinus , qui porte que la matrice humaine a des cellules ou lacunes : à fçavoir trois du côté droit deftinées à recevoir les mâles , & trois du côté gauche pour donner retraite aux femelles ; & une feptieme au milieu confacrée aux Hermaphrodites. Un peu plus bas, mais ce n'étoit pas affez , dit-il, à quelques uns de forger ces fortes de cellules : il ont encore affigné à chacune de ces fept dix replis ; en forte que fuivant leur calcul fept cellules & 70. rugofités étoient propres à favorifer la conception fimultanée d'autant de fétus. Puifque *Carpus & Véfale* penfent que *Galien* ne fût jamais Auteur vis ces fadaifes , c'auncontraire dans fon Livre de l'Anatomie des vivans, il reprend ceux qui donnent cinq ou fept cellules à la matrice de la femme. Voyés *Gafp. Bauhin* au *L. I. de fon Anatom, Chap.* 38. p. 126. *Not* l. Il ne fera pas hors de propos d'indiquer ce que *Hippocrate, Galien & Arifote* beaucoup plus ancien que ce dernier, & autres Anciens de même que la plûpart du vénérable chœur des *Arabes* ont penfés de la Cavité de la Matrice humaine. Car tous en général ou en particulier ont crû que la Cavité étoit divifée par une forte de cloifon imaginaire ou trace ou de quelqu'autre façon en deux finus ou Cellules, dont une feroit au côté droit, & l'autre du côté gauche , qui n'auroient qu'un Orifice commun & un feul Vagin. Ce que dit *Hippocrate Aphor.* 48. *L. V.* à fçavoir, que les fétus mâles fe trouvent plûtôt du côté droit & les femelles du côté gauche, eft conforme à cette opinion. Et *Arifote* au *L. III. de fon Hift. des Animaux* Chap. I. p. 609. toutes les *Matrices*, dit-il , ont deux *Sinus* l'un du côté droit , l'autre du côté gauche , & un orifice commun en forme d'un coû charnû & cartilagineux, ceci arrive à la plus grande partie des animaux. *Galien* touchant l'ufage des Parties *L. XIV. Chap. IV.* avance que de même que le corps de l'homme eft divifé en partie droite & en partie gauche , la matrice a auffi deux finus l'un à droite & l'autre à gauche. *Praxagore & Philoleme* qui ont reconnû fuivant *Galien* là où il agit de la diffection de la Matrice Chap. II. de femblables finus dans la cavité de matrice humaine, c'eft pour cette raifon qu'ils l'appelloient d'un latin qui fignifie , *avoir double finus*. Et même endroit affûre mal à propos avec *Hippocrate* que l'*uterus* eft cornu & femblable à celui d'une chévre & d'une vache. Et *Avicenne* III. *Feu. Trait.* I. chap. I. dit ce qui fuit: *Et la matrice a intérieurement une extremité une rounde nerveufe*, *au milieu de la qu'elle il y a une trace.* De même *Rhafes au dernier chapitre du premier Liv. dédié au Roy Manfor*, donne à la matrice *deux ventricules* aboutiffans à un feul orifice. *Averroës* affigne

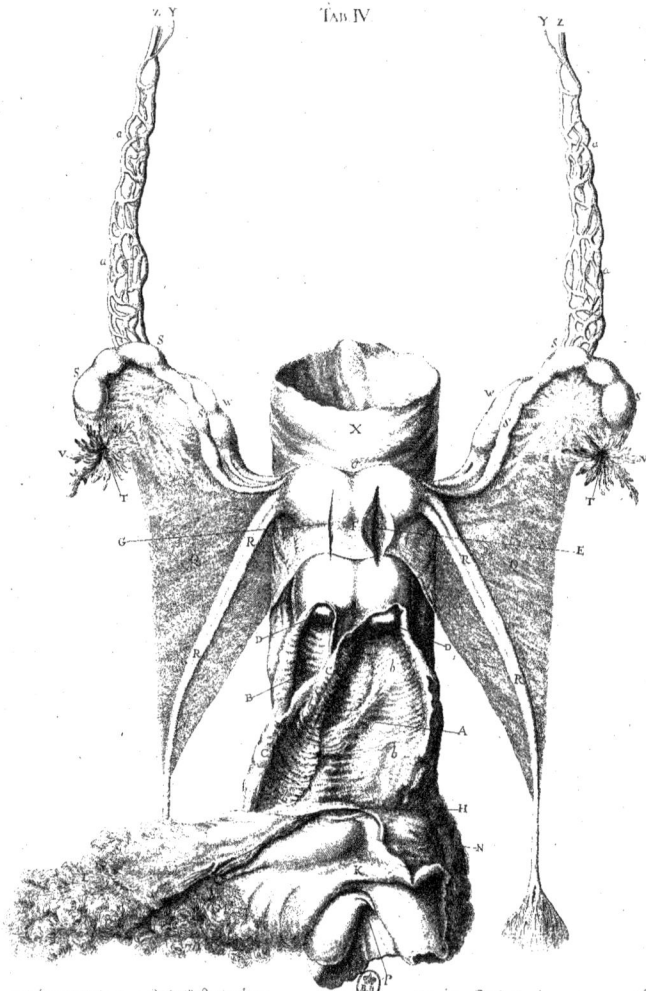

Tab. IV.

Dessiné par I.M.Weis Graveur de la Ville de Strasbourg.

Gravé par P.I.Loutherbourg, Graveur, et Peintre. 1752.

TABLE QUATRIEME.

Celle-ci préfente les Vagins & les Matrices ouvertes, & la cloifon des Vagins renverfée à droite.

A. le Vagin de la Matrice du côté gauche, ouvert.
B. le Vagin de la Matrice du côté droit, couvert en partie par la cloifon.
C. C. la Cloifon renverfée à droite.
D. les Orifices internes. Le gauche entiérement à découvert, le Droit un peu caché.
E. la Matrice gauche ouverte.
F. la Cloifoh de la Matrice gauche un peu tirée à droite.
G. Incifion qui pénétre jusques dans la Cavité de la Matrice droite.
H. l'Hymen de l'Orifice du Vagin du côté gauche.
I. la Foffe Naviculaire.
K. la Commiffure inférieure des grandes Lévres.
L. la grande Lévre gauche inclinée à droite & qui cache une partie de la grande Lévre droite M.
N. la Portion inférieure de la grande Lévre gauche.
O. le Periné.
P. l'Anus.
Q. les Ligamens larges de la Matrice.
R. R. les Ligameñs ronds.
S. S. S. les Trompes de Fallope renverfées vers le haut & foufflées.
T. les Orifices des Trompes.
V. les Franges des Trompes.
W. les Ovaires couverts en partie par les Aisles de chauve-fouris.
X. une Portion du Rectum.
Y. les Artéres fpermatiques.
Z. les Veines fpermatiques.
a. a. le Corps Pampiniforme ou Pyramidal de chaque côté.
b. b. b. les Rides de la face interne du Vagin du côté gauche.
c. Efchancrure qui diftingue extérieurement les fonds des Matrices.

affigne *deux chambres à l'uterus qui fe joignent en un feul orifice.* Enfin *Haly Theor. Trois chap.* 33. *reconnoit deux grandes Concavités* à l'uterus, *une droite & une gauche, qui fe rencontrent à un conduit commun, qu'on appelle colü de l'uterus.*
Un affez grand nombre d'entre les Modernes quoiqu'ils ne reconnoiffent qu'*une feule Cavité à la matrice,* ont cependant enfeigné qu'elle étoit divifée *en parties droite & gauche* à l'aide d'une *petite cloifon* ou demi-cloifon, ou bien ligne ou couture, *Fernel au Chap. VII. de fon Anat.* p. 15. & ff. accorde bien *deux fiuus* à la matrice, mais nulle *cloifon* pour les féparer. Et *Carpus dans fes Commens. fur Mundinus feuil.* 217. & ff. écrit: „ Qu'au milieu de la concavité de la matrice, à fon fond fupérieur il y a une petite éminence qui provenant de la fubftance de la „ matrice defcend un peu au-deffous vers fon orifice; & qu'aux côtés du fond de la matrice il y a de chaque côté une concavité plus „ élevée qu'au milieu, & qu'il paroit une Concavité à droite & une autre à gauche de la matrice, mais feulement vers l'extremité ou la par- „ tie fupérieure du fond" Les *Fig. III. & IV.* de la *Table* 28. de *Gafp. Bauhin* en fon *Théatre Anat.* ont rapport avec cette defcription. Car dans la troifiême le bord fupérieur du fond de la matrice en dehors eft excavé ou efchanchré au milieu; & dans la quatriéme, il defcend in- térieurement du milieu du côté fupérieur du fond de la matrice jufqu'à une certaine diftance, vers la cavité du fond une protuberance en forme de demi-cloifon. Quoique *Bauhin* lui-même au *L. I. Chap.* 38. p. 126. & ff. penfe qu'on trouve très rarement une *cloifon* dans la cavi- té de la matrice, qu'il regarde comme unique; mais il affure qu'elle eft divifée par une couture ou plûtôt par *une ligne obfcure,* cependant un peu *faillante,* qu'*Ariftote* appelle *mediane,* comme cela fe voit au *fcrotum* & *à la langue,* qui s'étend antérieurement & poftérieurement le long de la furface interne de la matrice. Plufieurs Authors ont auffi admit une femblable *ligne moienne* qui diviferoit, de la façon que nous l'a- vons dit, la Cavité de la matrice en partie droite & gauche; Comme *du Laurens,* au *L. VII. de fun Hift. Anat. du Corp Hum. Chap.* 12. p. 273. *Spigelius* au *L. VIII. de fon Anatom.* p. 259. *Ambroife Paré Oeuvres* p. 135. de l'édition de Paris. *Riolan* au *L. II. de fon Anat. Chap.* 35. p. 197. qui fe figure qu'une *ligne* longitudinale, comme il arrive *au fcrotum & à la langue,* & deftinée feulement à la partie intérieure
de la

dé la tunique charnuë, divife la matrice en partie droite & en partie gauche. *Véfale* âu T. I. *de fon Anat. L. V. Chap. XV. p.* 456. écrit, que cette Couture s'étend avec une légère faillie tout le long de la furface interne de la cavité du fond de l'uterus. *Gafp. Barth. Inftit. Anat.* p. 141. *& ff. Pineus des fignes de la. Virginité, L. II. Chap.* 2. *p.* 105. admettent *une ligne droite.* Et *Dieuerbroech Anat. L. II. Chap.* 25. *p.* 437. ne reconnoit qu'une *Conture* ou ligne longitudinale pour diftinguer la matrice en partie droite & en partie gauche. *Mauriceau Traité des Maladies des Femmes Groffes, p.* 41. croit que cette ligne ne fe trouve que dans la matrice de celles qui n'ont pas encore enfanté. Pour ne rien dire des autres que *Haller* cite dans le Commentaire mentionné, p. 42. & ff. Mais quoique ni *Haller*, ni *Cohnubius L. XI. p.* 144. ni *Regn. de Graaf*, p. 179. & ff. *de fes Ovvrage.* n'aient pas vû cette efpece de ligne, & qu'elle ne fe foit jamais préfentée, autant qu'il m'en fouvienne, dans le grand nombre de matrices humaines difféquées dans nôtre Théatre Anatomique, & que *Graaf* lui-même la regarde comme formée lors de l'incifion de la fubftance de la matrice fuivant la longueur ; cependant *Morgagni* dans fon IV. *Recueil Anat.* p. 46. a trouvé dans une jeune fille de 13. ans, que non feulement la *furface de la partie interne du cou*, mais aufli *que la poftérieure du fond de la matrice* étoient divifées fuivant leurs longueurs en deux parties par un fillon profond qu'il n'avoit pas formé en difféquant. On voit un autre exemple de ceci dans *l'Abrégé des Travaux. Philofoph. par Lowthorp Vol. II I. p.* 209. ou bien dans les Transactions mêmes N. 48. p. 969. : à fçavoir, que *Benoît Vaffal* Chirurgien de Paris avoit trouvé à l'ouverture du cadavre d'une femme de 32. ans *deux matrices* dont *l'une qui étoit la véritable* mettoit onze fétus dehors parfaits & à terme, *la fécende qui lui étoit jointe* contenoit un embryon masle agé de quatre mois. La vraie matrice fit voir à fon ouverture deux orifices internes féparés l'un de l'autre par une *éminence épaiffe*, qui divifoit fon cou jufqu'au commencement de fon fond en deux portions latérales ; après cette éminence venoit une *ligne* qui féparoit en deux parties égales & latérales toute la furface poftérieure interne du fond de la matrice jufqu'au milieu du côté fupérieur du même fond. La réflexion faite fur cette relation qui a été mife à la fuite de l'explication de la figure qui y a rapport & le jugement qu'en a porté *Tilingius* dans les *fournaux des Curieux d'Allemagne, Dec. I. A. I. Obferv.* 110. p. 216. de même que la vuë de la figure font affes voir, que ce corps que *Vaffal* prend pour une fecende matrice, n'étoit autre qu'une portion élargie de la Trompe du côté droit, & que cet embryon y étoit niché.

Il eft clair par ce que nous avons dit, que nonobftant le grand nombre d'obfervations que nous avons allégué & que nous aurions encore pû rendre plus confidérable, que nous ne trouvons aucun cas de matrice double qui quadre exactement avec le nôtre. Si la Dame de *Coppenbague* qui fuivant le N. 18. c. d. a été dite avoir deux Vagins avec deux Orifices, avoit après fa mort fubit l'examen du fcalpel ; peutêtre auroit-on trouvé deux orifices internes aboutiffans à autant de cavités uterines : fuppofé aufli les conditions ajoûtées au cas de la petite fille Hermaphrodite difféquée à *Steini* dont nous avons fait mention c. d. N. 3. Ces obfervations, dis-je ne quadroient pas mal au cas préfent.

Au refte je n'ai fait aucune difficulté d'appeller la *Matrice* dont il s'agit *double* ou bien *compofée de deux Matrices*, vû que chaque corps de matrice étoit muni de tout ce qui étoit néceffaire pour la fécondité ; puifqu'il avoit la conformation & ftructure réquifes avec ce nôtre, une trompe, une artère & veine fpermatique, un orifice propre avec fon vagin. Tous les paffages étoient aufli ouverts, nulle obftruction, nulle concretion contre nature. Tout ce que je viens de dire eft fuffifant pour un accouplement fécond, pour la defcente de l'œuf dans la matrice, pour le développement des linéamens de l'embryon, pour fon accroiffement & enfin pour fon exclufion à terme. Les ovaires, les trompes, les vaiffeaux fpermatiques, les ligamens larges & ronds ayant été uniques de chaque côté, ce qui a été conftant jufqu'à préfent dans tous les cas de matrices doubles, on pourroit dans ce fens dire avec *Tilingius* N. 7. c. d. *que les livres des Anatomiftes ne font mention nulle part de matrice double.*

Qu'il me foit permis préfentement de tirer pour conclufion quelques conféquences & conjectures vraifemblables de ce que j'ai dit jufqu'à préfent. Et

1. Je me perfuade qu'il eft affés connu, que les exemples de matrices doubles ne font pas des plus rares. Et qu'on peut excufer en partie les Anciens qui admettent des finus dans la matrice humaine & la comparent à la matrice cornuë de certains animaux. *Haller* les excufe à la Note *a*. jointe à l'explication de la feconde figure dont il a été parlé c. d. N. 1. & je les crois d'autant plus excufables, qu'il eft poffible de trouver des matrices avec une feule cavité fans cloifon, cependant divifées vifiblement en deux finus, l'un droit & l'autre gauche, comme *Paulinus* le fait voir par une figure mife dans *l'Acceffoire à l'Ann. V. Dec. II.* des Journ. des Cur. d'Allemagne *Obf.* 108. p. 68. & ff. Il a aufli pû arriver, que nonobftant la grande difette de fujets humains & fur tout de féminins qui tomboient fous le fcalpel de ces anciens Anatomiftes, le hazard lenrs ait préfenté une ou deux matrices cornuë à deux finus quelconques ; & ils ont pû croire femblables à celles des chèvres, des brebis, des chiennes ou autres animaux, & de répandre dans le public différentes opinions erronées touchant la matrice humaine.

2. Si la pucelle dont il s'agit ici eût vecû, & qu'ayant contracté le mariage elle eût confommé, elle auroit pû être engroffée, enfuite accoucher, & cependant demeurer vierge à certain égard.

Car fuppofons qu'après avoir admis le masle par exemple du côté droit, il s'en fût enfuivi une groffeffe & un accouchement ; l'Hymen du côté gauche auroit pû échapper au péril & conféquemment lui garder la virginité de ce côté-là, & au contraire.

3. Si elle avoit eû affaire avec fon mari dans des tems différens & affés éloignés les uns des autres, elle auroit pû concevoir & accoucher en divers tems, & par conféquent être en même tems groffe & en couche.

Par exemple fi elle eû conçu le premier de Mars du côté droit, enfuite le premier de Juillet du côté gauche, elle auroit pû alors être groffe de deux enfans, du premier Juillet jufqu'à la fin de Novembre ou le commencement de Decembre ; puis elle auroit pû mettre au monde environ la fin de Novembre l'enfant qui auroit été conçu le premier Mars & nonobftant demeurer groffe de celui qui auroit été conçu le premier Juillet, par conféquent elle auroit pû en même tems être groffe & en couche.

4. Si elle eût-été engroffée par un côté & peu d'heures après par l'autre, elle auroit alors accouché de jumeaux. Il eft bon de remarquer à cette occafion, qu'un enfant étant mis au monde, il n'auroit pas fallu induire cette accouchée à travailler de nouveau, à moins que l'orifice interne de l'autre matrice n'eût été difpofé au fecond accouchement ; le contraire arrive lorfque des jumeaux font logés dans une feule matrice ; c'eft ce que Littre fait fort bien remarquer dans l'endroit cité N. 5. p. 384. & ff.

5. Dans le cas que cette femme auroit porté deux fétus dans fes deux matrices, le ventre auroit préfenté deux tumeurs diftinctes, l'une à droite & l'autre à gauche, qui auroient été d'autant plus égales que les jumeaux fe feroient mieux portés, & d'autant plus inégales que l'accroiffement d'un d'entre eux auroit été plus retardé par quelque indifpofition, ou que leurs conceptions feroient arrivées dans des tems plus éloignés. Le milieu du ventre dans ces circonftances feroit refté moins éminent ou plus enfoncé, au contraire de ce qui arrive lorfqu'il ne fe trouve qu'un fétus dans une matrice fimple.

6. Il paroit aufli évident que la matrice d'un des deux côtés étant groffe, elle auroit dû incliner, fe dilater & s'étendre davantage du côté qui lui auroit répondu que du côté oppofé, c'eft à dire, que fi la matrice droite eût-été accouchée elle fe feroit plus porté de ce côté là que de l'autre, & ainfi de la gauche, fur tout à caufe de l'épaiffeur de la cloifon qui furpaffoit du double la parois oppofée de la matrice & qui préfentoit par là une plus grande refiftance.

7. Il y a quelqu'aparence que dans le cas de jumeaux chaque matrice n'auroit pû prêter affés pour leur accroiffement réquis. C'eft pourquoi que fuivant cette fuppofition, il n'auroient jamais pû acquerir la grandeur des jumeaux communs dans une matrice ordinaire : il ne fuffit pas de répondre à ceci que la capacité des deux matrices prifes enfemble pourroit égaler celle d'une unique qui contiendroit des jumeaux, vû que chacune de ces deux matrices pourroit paffer pour la moitié de celle-ci. Car une matrice unique fans parois mitoyenne, de toute part peut acquerir une plus grande Cavité, que deux femblables matrices féparées par une cloifon aufli épaiffe & qui à raifon de la grandeur ne préfentent presque chacunes qu'une demi-matrice.

8. Je doute fort que l'accroiffement réquis de ces jumeaux eût été empêché par défaut de nourriture fuffifante. Car je ne crois pas que la raifon que j'ai donné à la conclufion 7me c. d. puiffe avoir lieu ici, à fçavoir que chacune de ces demi-matrices ne pourroient pas à raifon

da

de leur grandeur fournir à leurs fétus une auffi grande quantité de fuc nourricier, qu'une matrice unique en auroit pû procurer à des jumeaux, vû que la cloifon ne feroit point capable d'apporter un empêchement notable à l'abord d'une fuffifante quantité de matiere nour-
riciere. Car dans l'un & l'autre cas, foit que la matrice foit fimple ou divifée par une cloifon, il y a de chaque côté du baffin des vaiffeaux artériels ordinairement égaux en nombre, en grandeur & d'une diftribution prefqu'égale pour porter à la matrice le fang qui lui
charie la nourriture. Il en eft de même des veines, qui remportent le fang que les artéres y ont roulé.

9. Que s'il n'y avoit qu'un fétus dans l'un ou l'autre côté de la matrice, il ne pourroit pas, par une raifon prefque femblable à celle que nous
avons allegué à la conclufion 7e, prendre le même accroiffement qu'un feul fétus enfermé dans une matrice fimple. Cependant il eft affés
probable, qu'un femblable fétus pourroit croître un peu davantage que s'il y avoit de jumeaux, puifque la matrice auroit alors plus de li-
berté pour s'étendre.

10. Une vraie *fuperfétation* auroit pû facilement avoir lieu dans nôtre pucelle, qui prefque dans toute autre cas ne pourroit arriver à moins qu'il
n'approchat beaucoup du nôtre, ou bien qui n'arriveroit que très difficilement.

La fuperfétation eft, généralement parlant, une feconde conception arrivée pendant la groffeffe de la mere. Voy. le *Lexic. de Caftelli*.

On peut diftinguer en vraie & fauffe. J'entens par la première celle où le fétus eft contenu & croît dans une *véritable matrice*. Par la feconde au contraire, celle où l'un des fétus occupe une *matrice vraie* & l'autre une *fauffe*. Cette forte de matrice fauffe peut naître ou d'une
dilatation d'une portion de la Trompe, tel qu'eft le cas du *Sr. Vaffal* rapporté ci-deffus, ou bien de quelqu'autre corps ou réceptacles joints,
de quelle façon ce puiffe être, à la véritable matrice & qui en auroient l'apparence, avec cependant, dans un examen plus attentif, une
très grande différence, telle qu'eft-la matrice fauffe de *Mr. Dionis N. 9.* & peut-être celle de *Hartman* dont il a été queftion N. 8.

Il peut arriver une fuperfétation dans le cas de matrice fauffe, enforte que l'œuf devenu fécond parvenant dans cette cavité y faffe fa réfi-
dence & y prenne accroiffement, & qu'affés long-tems après une nouvelle fécondation furvenant l'œuf s'arrête dans la véritable matrice ; car il n'y a rien qui empêche qu'il ne fe faffe une nouvelle conception, puifque une matrice reftant vuide & n'ayant pas fon orifice
affés fermé pour qu'il n'y puiffe rien venir par le dehors, comme il arrive dans le cas où un œuf fécond eft tombé dans une matrice, il
n'y a rien dans la voye ordinaire puifqu'elle eft libre qui empêche l'entrée de l'efprit féminal & fon abord jufqu'à l'œuf, foit que l'œuf
meur foit defcendu avant fa fécondation dans la matrice, foit qu'il foit refté dans une trompe vuide, foit enfin qu'il foit encore attaché à
l'ovaire, pourvû qu'il foit porté dans la cavité de la matrice fous les deux dernieres conditions. Et de même que cette efpece de conception, foit qu'elle fe faffe dans la trompe, foit que le fétus prenne fa nourriture & fon accroiffement dans quelqu'autre cavité ou matrice
fauffe que ce foit, foit ordinairement funefte à l'enfant & à la mere fuivant le N. 9. comme le prouve l'exemple *du fétus de trompe
produit par Mr. Vaffal* dont nous avons parlé c. c. ou que du moins cette conception fuppofe le paffage ordinaire foit fermé au fétus, comme
il paroit par l'exemple de cet enfant qui a refté 46. ans dans le fein de fa mere. Voy. *la Théfe de Mr. Georg. Freder. Orth. touchant un fétus de 46. ans, foutenuë en 1720. à Tubingen fous la préfidence de Mr. le Profeffeur Camerarius ; au mois de Juin ; comme auffi les Actes de phyfique de
Breslau de 1720. au mois de Juillet Claff. IV. Artic. IX. p. 90. & ff. & au mois de Sept. de la même année Claff. VI. p. 241. & ff.* il fera aifé de voir
par là que le cas d'une pareille fuperfétation échéant, ou que ni l'un ni l'autre fétus ne pourront être mis au monde, ou que du moins le
fétus niché dans la matrice fauffe ne pourra jouir de la lumiere.

Mr. Littre prouve par trois argumens que à l. c. p. 785. & ff. que la fuperfétation ne peut pas fe faire dans *une matrice véritablement fimple*, lefquels
fe réduifent à ce qui fuit. 1°. L'orifice interne après que la conception eft faite & que l'œuf fe trouve dans la cavité de la matrice eft fermé
fi exactement, que la femence de l'homme n'y a point d'entrée. 2°. L'extremité du coû de la matrice & confequemment l'orifice interne
dans une femme groffe fe porte davantage en arriere vers le rectum, ce qui augmente encore la difficulté, & que l'orifice n'eft plus fitué vis-à-vis l'entrée du vagin,
qui étoit dans une fituation droite avant la conception. Ce qui empêche auffi que l'orifice interne ne recoive la femence de l'homme, du
moins augmente-t-il l'empêchement que nous avons indiqué en premier lieu. 3°. quand bien une matrice groffe ne fermeroit point l'entrée à la femence, elle ne pourroit cependant avoir paffage par les trompes pour parvenir aux ovaires, parce que le placenta par fon ap-
plication & adhéfion au fond de la matrice cache de telle forte les embouchures des trompes que rien ne peut parvenir à leurs cavités.

Je ne nierois cependant pas abfolument pas, que nonobftant la certitude des raifons que je viens de rapporter, que la nature ne préfente quelque fois dans le fait de la conception ou de la génération de tels effets & de Phénoménes, comme on le voit arriver dans les chofes
qui regardent la ftructure & la difpofition des parties du corps humain, qui fi le cas n'en arrivoit ou n'étoit attefté par des hommes dignes
de foy n'auroient aucune apparence, fuppofé qu'on ne procéda que par le raifonnement. Par exemple il pourroit arriver dans un cas extraordinaire qu'un fétus étant déja dans la matrice, il ne fe faffe quelques femaines ou mois après une nouvelle conception, & qu'ainfi il
y auroit en même deux trois fétus dans la matrice conçûs en différens tems & affés éloignés l'un de l'autre, pourvû cependant que les accouchemens dont nous avons parlé foient ou trop foibles, ou abfens. Mais le cas en échéroit très rarement, & que fi par hazard il arrivoit, il n'eft
pas probable qu'un enfant engendré ainfi après coup pourroit refter affés long tems dans la matrice pour acquérir une grandeur fuffifante
pour ne pas être chaffé de fa place foit pendant l'accouchement du premier conçû, foit peu de tems après. On pourroit donc admettre
fous cette condition une vraie fuperfétation quoique très rare & très extraordinaire, où les deux fétus ne parviendroient pas à une grandeur fuffifante pour pouvoir enfuite être élevé, mais l'un des deux fétus exclu à terme tandis que l'autre deviendroit avorton.

Mais il en arriveroit tout autrement dans cette hypothefe fi la matrice étoit cornuë à ù peu près, ou féparée par une cloifon en deux corps
ou cavités, fût tout s'il y avoit deux coûs & deux orifices diftincts & encore plûtot s'il s'y trouvoit deux vagins féparés à l'aide d'une cloifon ou en partie ou fuivant toute leur longueur & deux orifices externes. Car il n'y a rien dans ces circonftances qui s'oppofe à la fuperfétation. Suppofé que nôtre pucelle eût-eû affaire avec fon mari par le vagin du côté droit & que la femence ou fon efprit ou quelqu'autre caufe de la conception que ce puiffe être, foit parvenuë par l'orifice interne dans la matrice droite, & de là par la trompe jufqu'à l'o-
vaire où elle auroit pû rendre un œuf mûr fécond, lequel parvenu enfuite à la matrice fon côté n'auroit incommodé en aucune façon la matrice gauche avec fon coû & orifice, quand même les trois obftacles dont nous avons parlé ci-deffus auroient efté préfens; mais
que trois, quatre ou cinq femaines après ou davantage aiant efté affaire par le vagin gauche il s'en foit enfuivi une conception avec les
mêmes circonftances que nous venons de marquer pour le côté droit, l'œuf auroit donc pû s'attacher, fe nourrir & prendre accroiffement
de ce côté-là, enfuite venir l'un & l'autre au monde à terme, vivans & en état d'être élevés. On ne peut nier que quelque chofe d'appro-
chant n'en pût arriver à la matrice double de Littre N. 5. à la matrice cornuë N. 15. comme auffi à celle du N. 16. & à la matrice double
de la Dame de la Marche N. 13. Il faut encore noter à l'égard de ce dernier, ce qui foit auffi entendu de toutes les autres matrices femblables, cornuës, & munies de deux orifices internes féparés, que l'accroiffement des fétus qui y feroit logés fe feroit plus facilement,
que dans tous les cas ou les matrices font poffées les unes à côté des autres, féparées feulement par une efpece de cloifon mitoyenne, vû
que ces dernieres ne peuvent pas prêter auffi confiderablement que les prémières ; qui d'ailleurs, fuppofé que la cloifon mitoyenne ne par-
courant pas toute l'étenduë du coû ne forme point un double orifice interne, ne permettent pas la fuperfétation auffi facilement, ou bien
ne gardent que difficilement le fétus dernier conçû & encore hors de fa maturité tandis que le premier paroit fur la fcene plein de vie &
propre à être élevé. Les Matrices des N. 1. & 2. & leurs femblables en fourniffent un exemple.

Il eft bon de faire remarquer en dernier lieu que le nombre de ceux qui ont nié & nient encore la fuperfétation n'eft pas petit, dont je
n'ai envie ni de rapporter ni réfuter les raifons. Je ne rapporterai que celle de *James Parfous* au fupplément *des Travauxf. Philofoph.* qui
penfe que la fuperfétation eft tout-à-fait impoffible à raifon de la figure droite de la trompe qui lui empêcheroit d'embraffer l'ovaire.
Cette difficulté fe trouve détruite par cela feul que les femmes groffes fentant le même plaifir & les mêmes changemens dans l'acte que
lorfqu'elles ne le font pas, l'érection des trompes & leur tendance vers les ovaires doit néceffairement arriver chés elles, c'eft ce que confir-
me auffi l'ouverture des cadavres, qui à quelque fois fait voir dans des corps de femmes groffes les trompes relevées vers les ovaires
& même quelque fois appliquées. Je ne perdrai pas ma peine à citer des exemples & à entaffer un nombre d'obfervations pour prouver
la fu-

la superfétation, il y en a déja d'autres avant moi qui ont païé ce tribut aux Savans, mais je me contenterai de tirer le rideau sur cette matiére après avoir rapporté une seule histoire de superfétation qui m'a été communiquée par *Mr. Leriche Chirurgien Major de l'hôpital militaire*, telle qui suit:

Marie Anne Bigaud âgée de trente sept ans, femme du nommé Edmond Vivier infirmier à l'Hôpital Royal de Strasbourg, accoucha à terme d'un garçon vivant le dernier du mois d'Avril de l'année 1748. à dix heures du matin: cette couche fut si prompte & si heureuse qu'une heure après cette femme se leva, sortis de la maison de la sage-femme où elle étoit accouchée, la prit sous le bras, son enfant avec elle, & s'en revint à l'hôpital où elle demeuroit. Elle ne perdit qu'au moment de l'accouchement, ce qui l'étonna d'autant plus, que dans les deux premieres couches qui précéderent celle-ci, ses lochies furent abondantes. Un quart d'heure après cet accouchement, elle sentit un mouvement réel dans la matrice, & elle en avertit la sage-femme se persuadant qu'elle alloit encore mettre un enfant au monde ; la sage-femme se contenta de lui dire qu'elle devoit se tranquiliser. Cependant cette femme continuoit à sentir remuer, de la même maniere que la chose arrive quand on est enceinte. Ses seins quoique naturellement gros ne lui faisoient aucun mal, & ne se remplissoient pas, en sorte qu'elle fût obligée au bout de 15. jours de donner une nourrice à son enfant. Ces circonstances se trouvant jointes à des dégouts, envies de vomir, en un mot, aux mêmes symptomes de grossesse qu'elle avoit eu pendant qu'elle étoit enceinte, commencerent à l'inquiéter, & à lui faire croire qu'elle l'étoit véritablement encore. Elle s'ouvrit à moi sur toutes ces choses & trouvant ses craintes bien fondées, je fis de mon mieux pour la consoler. Sa santé se dérangea, ses inquiétudes y eurent la plus grande part, mais elle reprit le dessus. Enfin voiant que son ventre grossissoit à vûe d'œil, elle se soûmit à l'examen, & fut jugée enceinte de plusieurs mois. Elle accoucha en effet le 16. du mois de Septembre de la même année à cinq heures du matin d'une fille vivante, reconnuë être bien à terme par la grandeur du corps & la proportion des membres. Elle perdit beaucoup à la suite de cette couche & ses seins se remplirent assés pour nourrir amplement son enfant. Il a vécu un an & deux jours, à la différence du premier qui n'a vécu que deux mois & demi. J'ai vû ces deux enfants à leurs naissances, le premier né n'étoit pas si grand, ni si fort que le second qui par dessus cela fut mal nourri, le pere n'aiant pas été en état de fournir à cette dépense, mais la fille que la mere a nourri étoit en chair & même grasse, elle mourut en faisant des dents. Ainsi du dernier Avril jusqu'au 16. de Septembre il y a quatre mois & demi révolus, en sorte qu'on peut assûrer que cette femme étoit à demi terme du second enfant, quand elle accoucha le dernier Avril. Je ne crois pas qu'il y ait jamais eu de superfétation mieux caractérisée que celle-ci. Cette femme a eu depuis cette couche un enfant, & est actuellement prête à accoucher. Donné à Strasbourg ce 20. Mars 1752.

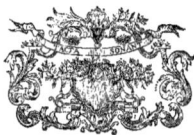

www.ingramcontent.com/pod-product-compliance
Lightning Source LLC
Chambersburg PA
CBHW050437210326
41520CB00019B/5971